AF235969

Endometriose selbst behandeln

Wie Sie die Krankheit leicht erkennen, verstehen, behandeln und die Symptome lindern - inkl. Selbsthilfe-Tipps gegen Unterleibsschmerzen und Regelschmerzen

Anita Engelhardt

INHALT

Einleitung...1

Endometriose – Eine Definition................................3

Endometriose erkennen...9

Umgang mit dem Verdacht: Die richtige Hilfe
konsultieren...22

Problemfeld Medizin...30

Linderung und Schmerzprävention für deinen Alltag
....42

Einleitung

Da du diese Sätze anfängst, zu lesen, hat dich das Thema Endometriose aus einem bestimmten Grund gefesselt und deshalb bist du hier genau richtig. In den folgenden Kapiteln wird das große Fachwort auf greifbare und verständliche Tatsachen heruntergebrochen. Die scheinbar neuartige Erkrankung hat eine jetzt schon interessante Geschichte.

Diese kannst du als Hilfestellung verwenden, um zukünftig weniger Probleme oder Berührungsängste mit dem Thema zu haben als viele andere Frauen. Wir werden gemeinsam herausfinden, was genau Endometriose eigentlich ist und warum die Krankheit eine so große Herausforderung für die Medizin darstellt. Du lernst, weitestgehend selbstständig erkennen zu können, ob du selbst Endometriose hast und an wen du dich bei einem Verdacht oder Unsicherheiten wenden kannst.

Dazu sei gesagt, dass es allgemein sehr ratsam, wenn nicht sogar wichtig ist, Bedenken und Ungeklärtes mit dem zuständigen Arzt abzuklären. Auch regelmäßige Vorsorgeuntersuchungen sollten wahrgenommen werden, da die in diesen Kapiteln enthaltenen Tipps, die individuelle Situation jeder einzelnen Frau und die fachmännische Einschätzung des Arztes nicht ersetzen. Gerade der Punkt, die Endometriose selbst erkennen zu können oder die Initiative zu ergreifen, dies einmal untersuchen zu lassen, ist besonders wichtig, da die Erkrankung verbreiteter ist, als man denkt. Die neuartigen Symptome können viele Ärzte häufig nicht eindeutig zuordnen. Dies führt mitunter zu Falschdiagnosen und Verzweiflung bei allen betroffenen Frauen.

Endometriose – Eine Definition

Spätestens jetzt wird dein persönliches Fragezeichen seine maximale Größe erreicht haben, weshalb in diesem Kapitel die große Unbekannte greifbar und verständlich gemacht werden soll. Der Begriff Endometriose ist von *Endometrium* abgeleitet und von dort kommt auch der Namensursprung.

Der besagte Namensgeber ist die Gebärmutterschleimhaut, welche sich im Inneren der Gebärmutter befindet und die innere Wand überzieht. Wenn du an Endometriose erkrankt bist, befindet sich etwas von der Schleimhaut, die eigentlich nur in der Gebärmutter vorkommen sollte, auch außerhalb dieser. Die Gebärmutterschleimhaut befindet sich dann häufig zusätzlich in der Gebärmutterhöhle, wo sie natürlicherweise aber nicht sein dürfte. Die Schleimhäute sind in diesem Zustand gleichzeitig an zwei unterschiedlichen Orten in und um die Gebärmutter, unterscheiden sich aber sonst in keinerlei Hinsicht. Die außenliegende Schleimhaut wird im Laufe des menstruellen Zyklus genauso abgestoßen und nicht benötigt wie die sich in der Gebärmutter befindliche. Da sich die Problematik meist komplett im Bereich der Gebärmutter bewegt, fällt die Krankheit in den Bereich der Gynäkologie.

Die eben beschriebene Erkrankung ist nur eine von mehreren möglichen Ausprägungen und wird fachlich als *Endometriosis genitalis interna* bezeichnet. Natürlich wird der unbeliebte Fachjargon sehr sparsam verwendet, jedoch ist eine klare Zuordnung der Krankheitsmuster zu den Bezeichnungen vorteilhaft für dich. Weitere Ausprägungen der Krankheit werden im Zusammenhang mit den Symptomen im vierten Kapitel erläutert. Es sind durchschnittlich 7 bis 15 von 100 Frauen von einer Endometriose betroffen und das unabhängig von der Ausprägung. Siebzig Prozent der Erkrankten berichten über Symptome, welche die Krankheit eindeutig präsent machen. Besonders auffällig ist, dass die Krankheit bei engeren Verwandtschaften häufiger auftritt, also einen familiären Bezug hat. Wie genau Endometriose allgemein entsteht, wird aktuell immer noch erforscht. Aus diesem Grund gibt es mehrere sehr plausible Theorien zur Entstehung der Krankheit, aber eindeutig abgrenzbar oder belegbar sind diese noch nicht.

Eine dieser Entstehungstheorien wird als Regurgitationstheorie bezeichnet und basiert darauf, dass sich bestimmte Zellen „verlaufen" und an einem nicht vorhergesehenen Ort zur Ruhe kommen. Es kann also bei der Menstruationsblutung dazu kommen, dass Zellen, die sich durch Endometriose entwickelt haben, aus Versehen in das Ovar, den Eierstock, gelangen und dort die Endometrioseherde ausbreiten.

Eine weitere, durchaus mögliche Entstehung der Endometriose geschieht durch die ektope Metaplasie, welche auch Namensgeber der Theorie ist. Ektop beschreibt den Umstand, dass sich ein Gewebe an einer Stelle befindet, die für den jeweiligen Gewebetypen untypisch und außerhalb des üblichen Organismus ist. Die Metaplasie ist allgemein die Umwandlung einer bestimmten Zellart in eine ganz andere. Dabei ist zu beachten, dass sich die Anzahl der umgewandelten Zellen zunächst ändert, jedoch nicht die qualitative

Verfassung. Nach der Umwandlung weist die betroffene Zelle jedoch meist eine schlechtere Zellleistung vor und schwächt den Organismus damit in seiner Gesamtheit. Diese Version der Zellumwandlung kann jederzeit wieder rückgängig gemacht werden. Damit wäre also im Rahmen dieser Entstehungstheorie nicht nur eine Linderung, sondern auch eine vollständige Ausheilung der Krankheit möglich. Eine Metalepsie entsteht immer dann, wenn die betroffenen Zellen dauerhaft gereizt und/oder überlastet werden. Die Umwandlung ist daraufhin eine natürliche Anpassung an die neuen Umstände. Endometriosezellen befinden sich in einer kontrollierten Umwandlung. Wenn die Metalepsie in einen unkontrollierten Zustand gerät, kann es folglich zu Wucherungen kommen, die sich im schlimmsten Fall zu Krebs ausbilden.

Eine Abwandlung der ersten Entstehungstheorie basiert auf der lymphatischen oder vaskulären Streuung. Zellen, welche Endometriose auslösen können, werden durch die Blut- oder Lymphwege des menschlichen Kreislaufsystems in entferntere Gewebe mittransportiert und kommen dort zum Einnisten. Mit diesem Erklärungsansatz könnte man sich auch die Ausprägungen der Endometriose erklären, die in entfernteren Organen, wie zum Beispiel dem Darm, der

Lunge oder der Harnblase, liegen. Auf Basis dieser Zusammenhänge ist die Plausibilität der Theorie kaum anzuzweifeln, aber trotzdem nicht eindeutig bewiesen. Dass unser Körper in der Lage ist, Zellen durch Lymphbahnen und Blutwege zu transportieren, ist zwar einerseits bemerkenswert, aber auch nachteilig für die allgemeine Gesundheit unseres Organismus.

Einen äußeren Risikofaktor stellen Operationen dar. Im Zuge eines Eingriffes besteht die Möglichkeit einer iatrogenen Verschleppung der Zellen. Iatrogen steht für die Tatsache, dass die Verschleppung dem behandelnden Arzt zu Schulden kommt.

Die letzte bekannte Theorie zur Entstehung von Endometriose umfasst zum Teil die eben erläuterte Metaplasie-Theorie. Dieser Ansatz nennt sich Coelom-Metaplasie-Theorie und basiert auf der Umwandlung von Zellen in Endometriosezellen. Hierbei fokussiert man sich jedoch explizit auf die Zellen des Coeloms. Das Coelom beschreibt Hohlräume, die während der Embryonalentwicklung entstehen und daraufhin wieder verschwinden. Die Embryonalentwicklung umfasst die Befruchtung der Eizelle und die daraufhin stattfindende Zellteilung, welche im Laufe der Zeit ein Embryo hervorbringt. Wenn man eins und eins zusammenzählt, stützt sich die Vermutung zur Entstehung der Krankheit also auf den Zeitraum, in dem eine Frau schwanger wird und die frühesten Stadien ganz am Anfang der Schwangerschaft durchläuft. Da sich Endometriose nicht nur auf den Zeitraum einer Schwangerschaft begrenzt und erst später entsteht, kann die Theorie nicht für sich allein existieren. Allein die anderen Ausprägungsformen der Krankheit sind ein eindeutiges Indiz dafür, dass man nicht schwanger sein muss, um an Endometriose zu erkranken. Die unterschiedlichen Krankheitsausprägungen ziehen ebenso individuelle Theorien nach sich, die alle nicht wirklich für sich allein stehen gelassen werden können.

Es ist also zu vermuten, dass mehrere Entstehungsansätze gleichzeitig ihre Richtigkeit haben können oder sogar in Kombination miteinander verschiedene Krankheitsentwicklungen auslösen. Die klare Abgrenzung und Bestätigung der Teiltheorien ist auch deshalb ein noch wenig fortgeschrittenes Thema in der Medizin.

Endometriose erkennen

Wie in der Definition bereits angeschnitten, gibt es viele verschiedene Ausprägungen der Endometriose. Auch wenn Symptome auftreten, können sie zu Beginn durchaus schwach sein und verschlimmern sich nicht zwangsweise genauso wie die vorliegende Erkrankung.

Wenn du dir bei deinen Symptomen unsicher bist, ob du eventuell doch auch erkrankt sein könntest, ist es essenziell, die bekannten Ausprägungen zu kennen. Allgemeint tritt Endometriose nur bei Frauen auf, die fruchtbar und in der Lage sind, Kinder zu bekommen.

Die Ansammlungen der Gebärmutterschleimhaut sind gutartige Ansammlungen von Zellen. Diese Zellansammlungen werden abgekürzt auch Endometrioseherde genannt und haben eine Zellzusammensetzung, die ebenso vielfältig ist, wie die unterschiedlichen Ausprägungen der Krankheit. Die Endometrioseherde bestehen unter anderem aus Binde- und Drüsengewebe, Blut- und Lymphgefäßen und Progesteron- sowie Östrogenrezeptoren. Die beiden Hormonrezeptoren (Progesteron und Östrogen) sorgen in dem Gewebe dafür, dass es eine so starke Reaktion auf Hormone gibt. Rezeptoren im Körper sind dafür da, um bestimmte Stoffe an sich binden zu können. Sie wirken wie das Schloss für den passenden Schlüssel.

Gerade Frauen im reproduktiven Alter haben gesteigerte Hormonwerte, was einerseits ganz normal und gesund ist, aber der Endometriose andererseits viel ungewollte Unterstützung zukommen lässt. Es können sehr viele unterschiedliche Symptome auftreten, weswegen die Krankheit schnell mit anderen verwechselt werden kann. Wenn du also schon vor dem Arztbesuch so viel Klarheit wie möglich möchtest, werden dir die kommenden Erläuterungen der unterschiedlichen Ausprägungen helfen. Die dazugehörigen Symptome werden auch erläutert, sodass du eine erste Zuordnung treffen kannst. Die **_Endometriosis genitalis interna_** ist gekennzeichnet durch Gebärmutterschleimhaut außerhalb der Gebärmutter. In diese Kategorie fällt auch die Endometriose des Eileiters. Wenn du verhältnismäßig starke Unterleibsschmerzen oder sehr schmerzhafte Krämpfe während deiner Menstruation hast, kann dies ein Indiz für die Ausprägung der Krankheit sein. Blutungsstörungen kommen ebenso vermehrt vor. Je nachdem, wo sich die Wucherungen befinden, entstehen in dem Bereich Rückenschmerzen und/oder der Geschlechtsverkehr wird zu einem weniger schönen und eher schmerzhaften Erlebnis.

Die **_Adenomyosis uteri_** bezieht sich auf die Entstehung von Drüsengewebe im muskulären Bereich der Gebärmutter. Dies sorgt kurz vor dem Einsetzen deiner Menstruation für Wassereinlagerungen in den Bereichen, wo sich das besagte Drüsengewebe gebildet hat. Die Einlagerungen verursachen dementsprechend Unterleibsschmerzen. Zu Beginn der Menstruation lässt der Schmerz grundsätzlich nach, da sich auch die Wassereinlagerungen minimieren und der Druck in diesem Bereich wieder verringert wird. Die Symptome dieser Ausprägung begrenzen sich auf das Ende und den Anfang deines Zyklus, da es auch zur verlängerten Blutung kommen kann. Das Drüsengewebe sorgt nicht direkt, sondern eher indirekt dafür, dass du während deiner Menstruation mehr oder länger Blut verlierst als eigentlich üblich ist. Das zusätzliche Gewebe befindet sich nur an der Muskulatur der Gebärmutter. Im gesunden Normalfall enthält die Gebärmuttermuskulatur Blutgefäße, die für die Versorgung der Gebärmutterschleimhaut zuständig sind. Während deiner Regelblutung ziehen sich die Muskeln in der Gebärmutter zusammen. Dadurch werden auch die sich dort befindlichen Blutgefäße etwas zusammengepresst, sodass du während der Regel genauso stark blutest, wie es vom Körper vorhergesehen ist und nicht mehr. Das zusätzliche Drüsengewebe beeinträchtigt die Fähigkeit der Gebärmuttermuskulatur, sich zusammenzuziehen. Eine Folgereaktion ist, dass die Blutgefäße weniger zusammengepresst werden und mehr oder länger Blut durchströmen kann. Dies verstärkt oder verlängert letztendlich deine Regelblutung.

Eine weitere Ausprägung nennt sich *Endometriosis tubae* oder auch **Ovarialendometriose**. Der Ort der Krankheit ist der Eileiter, in welchem sich Blut ansammelt. Dadurch, dass sich ein Embryo in dem Endometrioseherd, also der Blutansammlung ideal einnisten kann, besteht als Folge ein höheres Risiko für eine Eileiterschwangerschaft. Ebenso steigt das Risiko von

Entzündungen, die nachfolgend zu Vernarbungen führen. Durch die Blutansammlung hat die Eizelle stärkere Beschwerden, sich zu bewegen und kann nur sehr schlecht transportiert werden. Wenn sich alle diese Effekte vollkommen unbehandelt, komplett und beidseitig entwickeln, führt dies im schlimmsten Fall zur Unfruchtbarkeit.

Die Halbzeit der unterschiedlichen Krankheitsausprägungen ist bereits erreicht und der sehr analytische Teil deiner Erkundungsreise ist bald geschafft. Die **Endometriosis genitalis externa** ähnelt der Ausprägung aus der Definition schon sehr stark, aber der kleine feine Unterschied verbirgt sich hier im Namen. Die Endometrioseherde, also die Wucherungen der Gebärmutterschleimhaut befinden sich im Genitalbereich, aber nicht direkt an der Gebärmutter. Hier bezieht sich die Ausprägung also nicht auf das Wachstum der Gebärmutterschleimhaut innerhalb oder direkt außerhalb der Gebärmutter. Die besagten Endometrioseherde erstrecken sich über den Genitalbereich, befinden sich rein anatomisch gesehen also etwas weiter weg von deiner eigentlichen Gebärmutter. Wenn du dir vorstellst, dass du gerade aufrecht stehst und beschreiben müsstest, wo genau sich die Endometriose befindet, liegt diese also etwas weiter nach unten versetzt mit Abstand zu deiner Gebärmutter. Andere Formen der Endometriose können sich genauso fernab der weiblichen Geschlechtsorgane entwickeln. Also ist die Lokalisierung der Endometrioseherde nicht so stark an die Gebärmutter gebunden, wie man vielleicht denken mag.

Die **Vaginalendometriose** ist besonders schwer zu erkennen. Dies liegt daran, dass die von der Endometriose betroffenen Stellen im vaginalen Bereich liegen und durch die hohe Affinität zu Hormonen genau dann anfangen zu bluten, wenn auch die reguläre Menstruation einsetzt. Diese Ausprägung wird zumeist sehr spät erkannt. Wenn sie überhaupt erkannt wird, liegt das häufig an der Entfernung der Gebärmutter. Die Endometriose muss dabei gar nicht der Grund der Entfernung gewesen sein. Nach der Entfernung der Gebärmutter darf keine regelmäßige Menstruationsblutung mehr stattfinden, da dies schlichtweg unmöglich wird. Trotzdem wirken die Hormone im Körper noch genauso auf die Endometriosezellen wie zuvor. Durch die starke Reaktionsfähigkeit auf die Hormone, fangen die Endometriosezellen an genauso regelmäßig und im Takt der üblichen Menstruation zu bluten wie vorher schon und können häufig erst so entdeckt werden.

Die vorletzte Art der Endometriose wurde nach dem Douglas-Raum in unserem Körper benannt und heißt demnach **Douglas-Endometriose**. Der Douglas-Raum ist im Bauchbereich zu finden und sozusagen der allertiefste Punkt der Bauchhöhle. Diese Eigenschaft ist nur auf Frauen bezogen. Diese tiefe Einsenkung, die auch oft als säckchen- oder taschenförmig bezeichnet wird, ist noch Bestandteil der Bauchhöhle, welche alle deine Organe in sich trägt. Der Douglas-Raum an sich ist aber durch keine Organe ausgefüllt und bietet leider einen perfekten Ort für die Ansiedlung von Zellen, die dort eigentlich nicht hingehören.

Da unsere Bauchhöhle im Verhältnis zum Rest unseres Körpers einen großen Teil einnimmt, muss der Douglas-Raum auch für das Verständnis der Symptomatik etwas besser gefunden werden können. Dieser liegt genau zwischen dem Rektum und dem Uterus. Den Begriff Rektum hast du wahrscheinlich schon öfter gehört, aber so ganz genau sagen, wo dieser Bereich liegt, kann oft niemand. Das Rektum ist die Verbindungsstelle zwischen dem Ende deines Dickdarms und dem Anfang des Afters. Der Uterus ist ein anderer Begriff für das Wirkungszentrum der allgemeinen Endometriose, nämlich die Gebärmutter. Der Douglas-Raum liegt also in dem unteren Teilbereich deines

Bauches, relativ weit innerhalb deines Körpers. Genau in diesem nicht genutzten Zwischenraum kann es vorkommen, dass die Endometriosezellen sich einnisten. Wärst du eine von diesen Zellen, würdest du dich wahrscheinlich auch für einen Ort entscheiden, der genug Platz zum Leben bietet und sich auch noch ganz nah an der Gebärmutter befindet. Sind die Endometriosezellen einmal dort angekommen, können auf Dauer Vernarbungen entstehen. Diese Vernarbungen sorgen dafür, dass das angrenzende Rektum und die angrenzende Gebärmutter miteinander verwachsen können.

Dies ist in der Natur unseres Körpers nicht vorgesehen, weshalb sich auch diese Ausprägung durch deutliche Schmerzen bemerkbar machen würde, wenn du erkrankt wärst. Die Fixierung der Gebärmutter durch das Bindegewebe ist nachteilig, da der Uterus in der Lage sein muss, einen gewissen Bewegungsspielraum beizubehalten. Besonders beim Geschlechtsverkehr können durch die Fixierung Schmerzen entstehen. Im Grunde ist das Problem schlichtweg mechanisch. Die Vagina einer durchschnittlichen Frau ist circa 10 cm lang, während der Penis eines durchschnittlichen Mannes meist länger als 10 cm ist. Der Platzmangel muss durch eine Mitbewegung der Gebärmutter ausgeglichen werden. Da dies nicht mehr möglich ist, werden Schmerzen verursacht.

Der allerletzte Typ der Endometriose nennt sich **_Endometriosis extragenitalis._** Der Name verheißt auf den ersten Blick oft eine besonders starke Ausprägung der Endometriose im genitalen Bereich, was aber auf den zweiten Blick ein häufiger Irrtum ist. Der Name steht für die Endometriose außerhalb der Geschlechtsorgane. Häufig betroffen sind beispielsweise die Harnblase, der Darm, die Lunge oder sogar die Muskeln.

Endometriose in den Muskeln ist sehr selten, kommt aber trotzdem vor. Hierbei verdickt sich die Muskulatur nach und nach, weil es durch die Endometriosezellen immer wieder zu Einblutungen in den Muskeln kommt, welche nicht abfließen können oder Hohlräume verursachen.

Endometrioseherde in der Lunge werden meist schneller erkannt, weil die Symptome dieser Ausprägung wirklich nichts für schwache Nerven sind und Betroffene meist sehr früh den Hausarzt konsultieren. Haben sich die Endometrioseherde in der Lunge einmal ausgebreitet, kann es zu dem sogenannten Bluthusten kommen.

Wie der Name schon sagt, wird bluthaltiges Bronchialsekret ausgehustet und im schlimmsten Fall kommt es zum Aushusten stark erhöhter Blutmengen, die auch keine sekretartige Konsistenz mehr aufweisen. Dies ist die wohl sichtbarste und erschreckendste Form der Endometriose für die jeweiligen Betroffenen.

Die Ausbreitung in der Harnblase ist mindestens genauso erkennbar, aber weitaus nicht auf Anhieb so besorgniserregend. In regelmäßigen Abständen kommt es zur Untermischung von Blut in den Urin. Wenn du ähnliche Beschwerden hast und dir nicht ganz sicher bist, ob du nur häufig Blasenentzündungen bekämpfen musst, kann es sehr helfen, dir einen kleinen Kalender nur dafür anzulegen. In diesen kannst du eintragen, wann genau du meinst, eine Blasenentzündung zu haben oder Blut in deinem Urin zu finden. Nach einer Weile lassen sich eventuell Muster erkennen, die auch deinem Arzt bei der Diagnose helfen. Im Bestfall sind deine Entdeckungen viel zu unregelmäßig, sodass dies möglicherweise andere und harmlosere Ursprünge hat.

Blutuntermischungen in deinem Stuhl, sind etwas schwieriger zu identifizieren. Dieses Symptom stellst du fest, wenn es sich um die Endometriose im Darm handelt. Auch hier treten die Beschwerden sehr regelmäßig auf und es lohnt sich, das zu dokumentieren und bei beständigem Verdacht, untersuchen zu lassen.

Spätestens jetzt wirst du festgestellt haben, dass die Krankheit dich und auch deine zuständigen Ärzte schnell in die Irre führen kann. Bei so vielen unterschiedlichen Ausprägungen der Krankheit, ist es sehr wichtig, auf seinen Körper zu hören. Mit der klaren Eingrenzung der Arten von Endometriose und den dazugehörigen Symptomen, ist dein Bild von der Krankheit hoffentlich schon ein klein wenig klarer geworden. Wenn du also der Meinung bist, dass du einen Teil der hier beschriebenen Symptome, womöglich noch mehrere im passenden Zusammenhang hast, ist es das wert, die Krankheit beim zuständigen Arzt anzusprechen. Auch unabhängig von der speziellen Erkrankung ist es wichtig, die Ursachen deiner eventuell vorliegenden Symptome abklären zu lassen.

Der Text mag vielleicht dazu verleiten, ein wenig panisch zu werden und zu glauben, dass jede noch kommende Ungereimtheit deines Körpers auf Endometriose hindeuten könnte. Es ist trotzdem wichtig, sich nicht in dem Angststrudel der Krankheit zu verlieren. Natürlich besteht immer eine Möglichkeit, bei deinen individuellen Symptomen, genau diese Krankheit ausgebildet zu haben. Bedenke aber, dass es nur eine von vielen Möglichkeiten ist und versuche, deinen Blick nicht zu sehr auf das Krankheitsbild zu fokussieren. Unterleibsschmerzen, blutiger Husten oder Beschwerden beim Toilettengang können ganz vielfältige Ursachen haben. Endometriose ist je nach Schweregrad sogar dafür prädestiniert, dauerhafte Schmerzen zu verursachen. Dies geschieht vor allem, wenn die Endometrioseherde schon so sehr gewachsen sind, dass die dauerhafte Belastung diverser kleiner Nerven besonders im Beckenraum zu chronischem Schmerzmuster führen.

Die Erkrankung allgemein wirkt sich bei vorliegender Symptomatik auch vereinzelt auf unser Gemüt aus. Depressive Phasen oder Verstimmungen und anhaltende Erschöpfung sind die wesentlichen mentalen Einschränkungen. Auch wenn Ärzte eventuell noch nicht genug für das Thema Endometriose sensibilisiert wurden, heißt dies nicht sofort, dass deine Diagnose falsch ist. Die Moral von der Geschichte ist also: Habe die Symptomatik im Hinterkopf und achte gut auf dich und deinen Körper. Dazu gehört, alle Möglichkeiten in Betracht zu ziehen, nicht nur die eine von vielen. Es kann durchaus vorkommen, dass man sich mit dem Thema der veränderten und umgewandelten Zellen häufiger beschäftigt. Meistens verbindet man damit nämlich sofort bösartige Strukturen und die Entwicklung zum ernsthaft gefährlichen Krebs. Dies würde voraussetzen, dass die normalen Zellen in Endometriosezellen umgewandelt werden und zusätzlich ein unkontrolliertes Wachstum entwickeln, sodass bösartige Gewebe entstehen können. Diese Möglichkeit wird bereits seit längerem eingehend untersucht. Es kann trotz intensiver Nachforschung bis heute nicht nachgewiesen werden, dass sich die Zellverbände der Endometriose dahingehend entwickeln. Folglich ist die Wahrscheinlichkeit dieser Krankheitsentwicklung auch verschwindend gering.

Umgang mit dem Verdacht: Die richtige Hilfe konsultieren

So viele Informationen auf einmal können im ersten Moment etwas erschlagend wirken. Die Essenz der vorherigen Kapitel ist im Grunde, dass Endometriose eine vielfältige Krankheit verkörpert, die dich aber nicht in die Knie zwingen muss. Du hast jetzt einen umfassenden Eindruck über alle Teilbereiche und Ausprägungen erhalten und kannst dich auch bei den Symptomen besser zurechtfinden. Das Lesen dieses Textes durch reines Interesse ist natürlich wunderbar und sehr lobenswert. Wenn du wegen eines Verdachtes auf die Erkrankung so interessiert bist, ist das auch kein Weltuntergang. Die genauen Beschreibungen der verschiedenen Ausprägungen kannst du nutzen, um deine Symptome nach dem Ausschluss anderer möglicher Auslöser, den verschiedenen Typen von Endometriose zuzuordnen.

Schreibe dir am besten vorher auf, welche Symptome dich persönlich belasten und schaue dir an, welchen Ausprägungen du diesen jeweils zuordnen kannst. Je nachdem, welche Ausprägungen für dich in Frage kommen, entscheidet sich auch, welche Ärzte deine optimalen Ansprechpartner sind. Wenn du bei einem geeigneten Arzt angekommen bist, wird die Endometriose zusätzlich in unterschiedliche Schweregrade eingeteilt, die durch die Stadien 1 bis 4 abgegrenzt sind. Das erste Stadium umfasst die minimale Endometriose, bei der die Endometrioseherde eine Größe von 5 mm nicht überschreiten.

Das zweite Stadium umfasst dementsprechend die Endometrioseherde, die schon größer als 5 mm sind. Zusätzlich können diese schon Verwachsungen ausgebildet haben.

Das Stadium ist prädestiniert für verwachsene Zellverbände, besonders im Bereich der Eierstöcke und Eileiter. Genau dort kommen auch Blutungen vor. Das dritte Stadium charakterisiert sich bereits durch verwachsene Zellverbände im kleinen Becken. Eierstockzysten sowie Blutungen im Bereich der Blase und um sie herum tauchen ebenfalls im Zusammenspiel mit Endometrioseherden auf. Das vierte Stadium hat einen deutlich größeren Einzugsbereich.

Nachweisbar ist die Endometriose dann beispielsweise im Darmbereich, an der Blase und wenn noch vorhanden, auch am Blinddarm. Die Lunge und die Leber können ebenso betroffen sein. Es kommt dann meist vor, dass Frauen Blutungen erleben, die außerhalb des üblichen menstruellen Zyklus liegen. Beim Verdacht auf die üblichsten Formen von Endometriose ist es ratsam, sich an den zuständigen Frauenarzt zu wenden. Diese Formen befinden sich alle direkt im Bereich der Gebärmutter oder allgemein im Bereich der weiblichen Geschlechtsorgane.

In diesen Zuständigkeitsbereich fallen insbesondere die *Endometriosis genitalis interna*, die *Adenomyosis uteri*, die *Endometriosis tubae*/Ovarialendometriose und die Vaginalendometriose. Es ist immer sinnvoll, dem Hausarzt die Situation zu schildern und mögliche andere Ursachen auszuschließen. Jedoch hat der Frauenarzt mit gezieltem Fachwissen einen etwas anderen Kenntnisstand und kann die individuelle Problemsituation fundierter diagnostizieren.

Kannst du den Gang zum Hausarzt abhaken oder wendest dich direkt an deinen Frauenarzt, wird dieser bei tatsächlichem Verdacht auf Endometriose detailliertere Untersuchungen machen müssen, um sich auch ganz sicher zu sein. Nach der ersten Besprechung der Symptome und Untersuchung folgt eine diagnostische Laparoskopie. Hinter diesem großen Fachbegriff verbirgt sich eine häufig genutzte, aber vergleichsweise simple Untersuchungsmethode. Dein Frauenarzt wird eine kleine Probe der Zellen entnehmen, die den Verdacht zur Endometriose erwecken. Die Probe wird in ein Labor geschickt und dort genauestens untersucht. Mit dem Ergebnis der Probe steht dann auch deine Diagnose fest und die für dich passende Therapie der Krankheit.

Wenn sich deine Symptome eher den anderen Krankheitsbildern zuordnen lassen, die nicht direkt etwas mit den weiblichen Geschlechtsorganen zu tun haben, ist der Frauenarzt in diesem Fall nicht zwingend die erste Wahl bei der Arztsuche. Die Douglas-Endometriose und die *Endometriosis extragenitalis* veranlassen mit ihren Symptomatiken eher dazu, den Hausarzt als erste Anlaufstation zu konsultieren. Es ist empfehlenswert, die Endometriose im gemeinsamen Gespräch zu nennen, aber sich nicht darauf zu versteifen. Gerade die Symptome dieser beiden Ausprägungen haben mindestens genauso viele, wenn nicht sogar mehr, mögliche Ursachen. Es kann sein, dass du einige Tests und Untersuchungen machen musst, bevor letztendlich tatsächlich eine Endometriose festgestellt wird. Dies mag eine große Hemmschwelle darstellen.

Einerseits sind die genauen Untersuchungen so wichtig, um andere Krankheitsbilder klar ausgrenzen zu können. Andererseits erfordert eine Vielzahl von möglichen Ursachen auch die entsprechende Vielzahl an Untersuchungsmöglichkeiten, wofür dein Arzt genauso wenig kann wie du. Letztendlich ist es investierte Arbeit in dich und deine Gesundheit und du kannst dir bei einer gründlichen Untersuchung wirklich ganz sicher sein, dass du bestens beraten wirst und deine Erkrankung dementsprechend so effektiv wie möglich behandelt werden kann.

Die Behandlung der jeweiligen Ausprägung deiner Endometriose unterscheidet sich zum Teil so stark wie die verschiedenen Ausprägungen, weshalb ausgewählte Therapieansätze beispielhaft aufgeführt werden. Dabei ist zu bedenken, dass die genannten Behandlungsmöglichkeiten nicht zwingend auf dich zutreffen müssen und von Frau zu Frau individuell an alle Bedürfnisse angepasst werden. Angefangen mit der Einnahme von Gestagenen, befinden wir uns schon direkt zu Beginn mitten im wunden Punkt der Endometriose.

Wie in der Definition angeschnitten, reagieren die Endometriosezellen ganz stark auf die Veränderungen und Mengen deiner Hormone, weil sie unter anderem aus Hormonrezeptoren bestehen. Der Begriff Gestagene könnte dir durch die Auseinandersetzung mit Verhütungsmethoden schon einmal begegnet sein. Gestagene sind künstlich hergestellte Hormone, die auch Gelbkörperhormone genannt werden.

Ihre Wirkung ist ganz ähnlich wie die der Progesterone, welche man umgangssprachlich als körpereigene Gestagene betitelt. Der Name leitet sich aus dem Gelbkörper ab, wo diese Hormone hergestellt werden. Der Gelbkörper ist ein Zellverbund. Er entsteht nach dem Eisprung und ist neben der Produktion einer geringen Menge an Östrogen, für die Produktion des Progesterons verantwortlich. Der erhöhte Gestagen-Spiegel in deinem Körper sorgt bei dieser Behandlung für einen Schrumpfungsprozess der Endometriosezellen.

GnRH-Analoga (GnRH = Gonadotropin-Releasing-Hormon) werden unter anderem auch zur Behandlung von Endometriose genutzt und sogen für einen Anstieg des Hormons Testosteron. Mehr dazu erfährst du im weiteren Verlauf. Die Gabe von androgenen Hormonen wirkt lindernd auf die Endometriose.

Diese Therapieansätze beschränken sich auf den medikamentösen Bereich, welcher im Großteil der Fälle bereits allein eine effektive Wirkung vorweisen kann. Die medikamentöse Behandlung fokussiert sich hauptsächlich darauf, das Wachstum des vernarbten Gewebes in der Endometriose zu verhindern. Wenn die medikamentöse Behandlung als konservative Therapiemöglichkeit nicht ausreichend anschlägt, kann noch zusätzlich chirurgisch eingegriffen werden. Dabei werden die Endometrioseherde durch punktförmige Verbrennungen abgetragen. Die sogenannte Elektrokoagulation wirkt durch die Entstehung von Funken. Das Gewebe wird sehr präzise abgetrennt und die dabei entstehende Verbrennung hat zudem noch einen blutstillenden Effekt.

In jedem Fall ist der Frauenarzt oder Hausarzt also die erste Anlaufstelle. Bei speziellen Fällen der Endometriose in anderen Organen des Körpers, kann der behandelnde Arzt eine Überweisung an einen Internisten veranlassen. Eine kombinierte Behandlung durch medikamentöse Therapie und chirurgischen Eingriff wird grundsätzlich empfohlen. Die Kombination gewährleistet am allerbesten, dass nach der Behandlung keine unentdeckten Endometriosezellen im Körper verbleiben, die möglicherweise auch noch funktionstüchtig sind und wieder einen vollen Endometrioseherd ausbilden können.

Problemfeld Medizin

Im vorherigen Kapitel hast du einen Eindruck davon erhalten, wie vielfältig sich die Endometriose bemerkbar macht und wie viele andere mögliche Krankheitsbilder damit zusammenhängen können. Allein daraus lässt sich schon ziemlich schnell ableiten, dass die eindeutige und korrekte Diagnose der tatsächlichen Erkrankung ein sehr komplizierter Prozess sein kann. Ärzte aus jeglichen Fachbereichen werden mit der Diagnose förmlich auf das große medizinische Glatteis geführt. Aus diesem Grund dauert es häufig sehr lange, bis man vom ersten Symptom zur Diagnose gelangt. Wenn man Europa als Maßstab nimmt, dauert es durchschnittlich ungefähr 6 bis 9 Jahre, um das erste Symptom schließlich als Endometriose enttarnen zu können. Die großen Schwankungen im Zeitfenster hängen von vielen verschiedenen Faktoren ab. Jede Frau ist anders und geht auch anders mit ihren Beschwerden um. Der Zeitraum bis zur Diagnose verlängert sich beispielsweise durch die Leugnung der Symptome. Auch du hast sicherlich schon einmal eine Situation erlebt, in der du oder jemand aus deinem Umfeld, eine ganze Weile mit bestimmten Symptomen gelebt hat. Man hofft oft darauf, dass alles wieder von ganz allein verschwindet. Manchmal ist es auch noch nicht so schlimm, dass man meint, einen Arzt konsultieren zu müssen oder möchte nicht zu sensibel erscheinen und reißt sich zusammen.

Das nächste Problem besteht bei der Wahl des richtigen Arztes. Bei Endometriose der weiblichen Geschlechtsorgane und Symptome in dem Bereich des Körpers, ist der Gang zum Frauenarzt in der Regel direkt der effektivere. Natürlich gibt es aber auch Frauen, die die Symptome falsch deuten und die Zuständigkeit beim Hausarzt sehen. Hier kommen wir wieder auf das Thema zu sprechen, dass die Identifizierung deiner Symptome und die grobe Zuordnung zu den Krankheitsmustern wirklich viel helfen und jetzt auch noch Zeit ersparen kann. Durch den wachsenden Mangel an Allgemeinmedizinern ist dann noch häufig nicht sofort ein Termin frei. Wird ein zusätzlicher Facharzt hinzugezogen, vervielfacht sich die Wartezeit häufig noch. Endometriose hat die Eigenschaft, häufig mehrere Ausprägungen der Krankheit gleichzeitig aufzuweisen, was bei der eindeutigen Lokalisation und Zuständigkeit eine große Rolle spielt. Außerdem steigt dadurch die Anzahl der Baustellen im Körper, welche alle so untersucht werden müssen, dass andere Erkrankungen ausgeschlossen werden können. Wenn sich mehrere Arten einer Endometriose kombinieren, kommt eine Vielzahl möglicher anderer Ursachen infrage.

Die einzige Möglichkeit, Endometriose eindeutig zu diagnostizieren, ist die Untersuchung einer Probe des Gewebes durch das Mikroskop. Die Endometriosezellen weisen dann eine Struktur auf, die sie deutlich kennzeichnet. Bis die entscheidende Gewebeprobe im Labor angekommen ist, wurde bereits eine lange Kette von Schritten durchlaufen, die wiederum den Zeitraum bis zur Diagnose in die Länge ziehen. Zu Beginn müssen die Symptome untersucht und die Ursachen dieser weitestgehend eingegrenzt werden.

Da kein Arzt leichtfertig Proben entnimmt, folgt auf die Eingrenzung der Krankheiten meist eine medikamentöse Einstellung. Diese ist so angelegt, dass ein weites Spektrum möglicher Krankheiten, die die Symptome auslösen könnten, abgedeckt wird.

Einerseits ist die Methode sehr effektiv und andererseits ist die Krankengeschichte dann häufig kurz und schmerzlos. Bei gezielter Behandlung für Endometriose werden die vorher erläuterten Hormonpräparate verschrieben. Genauso wie alle anderen Medikamente, braucht die hormonelle Einstellung seine Zeit, um spürbare Wirkung zu erzielen. Bei erfolgloser Therapie wird dann auf unterschiedliche Wege eine Probe des Endometrioseherdes entnommen und zur Untersuchung ins Labor geschickt. Die Laparoskopie folgt dann meist auf die gynäkologische Untersuchung oder Sonografie.

Bei Unsicherheiten werden zusätzliche bildgebende Verfahren, wie zum Beispiel die Magnetresonanztomografie (MRT) genutzt. Die Art der Untersuchung richtet sich gänzlich nach der Ausbildung der Endometriose und nach dem Ort der Endometrioseherde. Letztlich wird die Endometriosezelle im Labor mikroskopisch identifiziert. Wenn ein individueller weiblicher Organismus und ein individuelles, sehr vielfältiges Krankheitsbild kombiniert werden, ist eine allgemeingültige Behandlung für alle Patientinnen fast unmöglich und deshalb bis heute nicht entwickelt worden. Wenn du erkrankt bist und deine Endometriose eindeutig diagnostiziert wurde, entwickelt der Arzt einen perfekt auf dich zugeschnittenen Therapieplan. Das ist nicht an einem Tag erledigt und muss besonders gewissenhaft bearbeitet werden. Normalerweise wird nach einer Weile die Kombination der medikamentösen und chirurgischen Therapie angestrebt. Bis tatsächlich eingegriffen wird, gibt man den Hormonpräparaten grundsätzlich 6 Monate Zeit, um eine signifikante Besserung zu verzeichnen. Vor diesem Schritt steht leider immer noch häufig die symptomatische Schmerzbehandlung durch nicht-hormonelle Medikamente wie Diclofenac, Iboprufen oder Acetylsalicylsäure.

Das nächste Problemfeld der Medizin liegt eindeutig im hormonellen Teil der Behandlung. Wie du vielleicht einmal gehört oder selbst festgestellt hast, sind Hormone mit Vor- und Nachteilen versehen. Einerseits stoppt die hormonelle Behandlung das Wachstum der Endometrioseherde. Andererseits ist es mit der Verschreibung von Hormonpräparaten für die Bekämpfung der Krankheit genauso wie bei Verhütungsmethoden. Es gibt unterschiedliche Präparate und niemand kann für eine Verträglichkeit garantieren. Die Hormonpräparate für die Bekämpfung der Krankheit sind außerdem nicht so breit gefächert wie Hormonpräparate für die Verhütung. Aus diesem Grund ist eine Umstellung auf andere Medikamente nur begrenzt möglich und führt zu Nebenwirkungen, die im schlimmsten Fall für die Dauer der Einnahme ertragen werden müssen. Eines der Standardpräparate ist eine Kombination aus Östrogen und Gestagen. Die Hormone müssen dann ohne Unterbrechung eingenommen werden und sollen die Menstruationsblutung verhindern.

Die Nebenwirkungen sind ähnlich wie die, die im Kontext mit der hormonellen Verhütung stehen. Das Thromboserisiko ist vor allem bei einer übergewichtigen Körperkonstitution erhöht. Dazu kommen Kopfschmerzen und der Anstieg des Blutdruckwertes. Hier besteht also die Problematik darin, die Krankheit mit einer Therapiemöglichkeit zu bekämpfen, die schon für sich allein gesehen nicht ungefährlich ist. Die andere hormonelle Therapiemöglichkeit stützt sich allein auf die durchgehende Verabreichung von Gestagenen. Diese dämpfen die Entzündungswerte der Endometrioseherde, sorgen ebenso für ein Ausbleiben der

Menstruationsblutung und helfen gegen die Erkrankungen. Auch hier sind die häufigsten Nebenwirkungen Veränderungen des Hautbildes, Wassereinlagerungen mit anschließender Gewichtszunahme und die sogenannten Durchbruchblutungen. Dabei kommt es zu vaginalen Blutungen, die sich außerhalb des üblichen Menstruationszyklus befinden.

Zusammengefasst hat man hier die buchstäbliche Wahl zwischen Pest und Cholera, wobei die reine Gestagen-Verschreibung dann doch ein bisschen ungefährlicher ist als die Kombination aus Gestagenen und Östrogenen. Die sogenannten GnRH-Analoga sind zurzeit und im Vergleich mit allen anderen medikamentösen Therapien die effektivste Form der Behandlung. GnRH steht für Gonadotropin-Releasing-Hormon, welches die Funktion der Hypophyse immer weiter herunter reguliert.

Dies löst eine Kettenreaktion aus: Die verminderte Hypophysenfunktion unterdrückt die Ausschüttung von Gelbkörperhormonen und von Hormonen, die Follikel stimulieren sollen. Beide Hormone wirken sich positiv auf die Endometrioseherde aus. Im weiteren Verlauf entstehen aber extreme Hitzewallungen, Schlafstörungen und Schweißausbrüche. Durch den Östrogenmangel verlieren die Knochen im Körper an

Dichte und es muss nach der eigentlichen Therapie eine Anschlusstherapie durchgezogen werden. Diese soll den Hormonhaushalt so wieder ausgleichen, dass keine langfristigen Schäden im Körper und Knochengerüst entstehen. Gleichzeitig darf sich der Hormonaufbau aber auch nicht verstärkend auf die Endometriose auswirken.

Trotz der Effektivität dieser Therapiemethode muss der Körper bis zur Genesung nicht nur einige hormonelle Schwankungen durchmachen. Auch die Betroffenen wechseln von Symptomen der Endometriose dann direkt in die Nebenwirkungen der Behandlung. Auf den mindestens 6-monatigen Behandlungszeitraum gesehen, ist das mitunter eine starke zusätzliche psychische und physische Belastung, die niemand so einfach verkraftet. Die Schwierigkeiten mit den medikamentösen Behandlungsverläufen sind ein ganz zentrales und sehr aktuelles Problemfeld in der Medizin. Aktuell erforscht man an weiteren möglichen Substanzen, die zur Therapierung von Endometriose eingesetzt werden können und sich nicht so negativ auf den weiblichen Organismus auswirken.

Die Erforschung neuer Therapiemöglichkeiten ist schon die Überleitung in ein weiteres großes Problemfeld in der Medizin. Um die Krankheit diagnostizieren zu können, müssen die Zellen gefunden, erkannt und korrekt identifiziert werden. Diese Hürde ist schon oft größer, als es zunächst scheint, da Endometrioseherde winzig kleine Knötchen sein können, die unfassbar schwer zu sehen sind. Auch beim Fund der Knötchen, sind diese schnell mit anderen Gewebestrukturen verwechselbar.

Selbst Spezialisten haben Probleme, die Herde bei den vielen individuellen Krankheitsausprägungen richtig zu erkennen. Bis jetzt konnte glücklicherweise nicht festgestellt oder nachgewiesen werden, dass sich die Endometriosezellen umwandeln und unkontrolliert zu wachsen beginnen. Diese fehlende Entwicklung ist natürlich ein Segen für alle Betroffenen, da die Gewissheit besteht, keinen Krebs ausbilden zu können. Krebs hat eben genau die Eigenschaften, sich unkontrolliert zu teilen und schnell zu wachsen. Diese bösartigen Zellen gibt es bei der Endometriose nicht.

Da die Krankheit als gutartig eingestuft wird, ist sie für die allgemeine Forschung offensichtlich nicht so interessant wie augenscheinlich weitaus aggressivere Krankheitsmuster. Dieser Umstand macht es den interessierten Forschern schwer, die benötigten Forschungsgelder zu erhalten. Wo keine Forschungsgelder bewilligt werden, kann es keinen Fortschritt in der

Bekämpfung von Endometriose geben und so steht alles für lange Zeit still. Wenn man die ganze Situation wirtschaftlich betrachtet, ist das eigentlich ein riesiges Eigentor für unsere Wirtschaft und eine sehr traurige Entwicklung für den medizinischen Bereich. Es gibt Studien, die sich regelmäßig damit befassen, wie kostenintensiv bestimmte Krankheiten sind, um herausstellen zu können, wo wirtschaftlich gesehen dringend Handlungsbedarf gefordert ist.

Die indirekten Krankheitskosten, welche durch Arbeitsunfälle etc. im Verlaufe der Erkrankung entstehen, sind mehr als doppelt so hoch wie die Krankheitskosten, die entstehen würden, wenn man Endometriose sofort stationär und ernsthaft behandeln würde. Die durchschnittlichen indirekten Krankheitskosten, ohne stationären und viel längeren Therapieweg, belaufen sich pro Patientin im Durchschnitt auf circa 2700 Euro. Es wäre im Interesse des Staates, sich der Erkrankung anzunehmen, die Krankheit vor allem ernst zu nehmen und etwas für die Betroffenen zu tun.

Die Ernsthaftigkeit von Endometriose ist ein Problemfeld, welches sich zu Beginn der Behandlung viel zu oft zeigt. Einige Frauen sind der festen Überzeugung, dass mit ihnen etwas nicht stimmt und wenden sich deshalb an ihre Haus- oder Frauenärzte. Dort schildern sie mit ernsthaften Bedenken ihre Beschwerden und hoffen auf einen aufmerksamen Arzt, von dem sie ernst genommen werden. Was normalerweise als selbstverständlich erachtet werde sollte, ist im Fall von Endometriose ein sehr großer Stolperstein. Häufig wird die Ausprägung im Bereich der weiblichen Geschlechtsorgane nicht ernst genommen und viel zu sehr verharmlost. Die Ärzte betiteln die Schmerzen als ganz normale Unterleibsschmerzen, denen zu viel Bedeutung beigemessen wird.

Frauen müssen sich anhören, dass sie zu sensibel reagieren würden oder es die Beschwerden ja schon seit Jahrzehnten gäbe und nichts weiter als ganz natürliche Schmerzen seien. So ein Feedback kann große Unsicherheiten bei der Betroffenen verursachen und sogar Selbstzweifel auslösen. Daraufhin schleppt man die Symptome möglicherweise noch weiter mit sich herum. Die Betroffene bleibt in dem unfassbaren Glauben, dass es ganz normal wäre, sich so zu fühlen.

Die Verschreibung von handelsüblichen Schmerzmitteln ist nur ein Tropfen auf dem heißen Stein und hat nicht ansatzweise etwas mit der Lösung der Ursache zu tun. Heutzutage gibt es immer mehr Informationsveranstaltungen, um gezielte Aufklärung zu betreiben und die Krankheit bekannter und allgegenwärtig zu machen. Endometriose kann und darf nicht durch subjektive Ansichten des Arztes und Verharmlosung dauerhaft verschlimmert werden. Es muss mehr Sensibilität für das Krankheitsbild geschaffen werden. Nur so kann eine effektive Behandlung früh und gezielt angegangen werden.

Linderung und Schmerzprävention für deinen Alltag

Nun hast du das abschließende Kapitel bereits erreicht und wirst schon jetzt um einiges schlauer sein und einen klaren Blick auf das Thema Endometriose haben. Du weißt jetzt, was sich hinter dem großen Fachwort verbirgt, wie vielfältig die Krankheit ist und woran du selbst erkennen kannst, ob du eventuell auch betroffen bist. Du kennst nun den aktuellen Forschungsstand und die Behandlungsmethoden. Das große Problemfeld in und mit der Medizin ist für dich nicht mehr fremd. Allgemeingültige Probleme und Stolpersteine hast du ab jetzt im Hinterkopf. Falls du diese Erkrankung tatsächlich ertragen musst und den Weg zur Besserung anstrebst, bist du durch alle Kapitel zusammen schon ziemlich gut gerüstet und kannst womöglich hier und da bereits bekannten Problemen entgehen. Die medikamentösen und chirurgischen Therapiemöglichkeiten hast du entdeckt und hoffentlich ein besseres Verständnis dafür entwickelt, welche Optionen dir offenstehen.

In diesem Kapitel beschäftigen wir uns mit der Frage, was du unabhängig von der ärztlichen Behandlung und dem Durchsetzen deiner Bedürfnisse privat tun kannst, um dir das Leben so gut wie möglich zu erleichtern. Es gibt ein paar Tipps und Tricks abseits der ärztlichen Behandlung, die befolgt werden können, um sich nicht selbst zusätzliche Steine in den Weg zu legen und den Körper bei seinem Kampf gegen die Krankheit zu unterstützen.

Dazu gehören beispielsweise bestimmte Ernährungsformen und auch die Gestaltung deiner Freizeit, die sich positiv auf die Symptomatik auswirken kann. Neben den möglichen Theorien, die du zur Entstehung von Endometriose kennengelernt hast, gibt es noch Theorien, die direkt mit unserem jeweiligen Lebensstil gekoppelt sind. Die zuvor erläuterten Theorien basieren darauf, dass durch Fehler bei Operationen oder durch natürliche Abläufe in deinem Körper, die eine unglückliche Wendung genommen haben, Zellen an Orte gelangen, wo sie nicht hingehören. Von dort aus entwickelt sich die Endometriose und nimmt ihren Lauf. So ganz aus der Gleichung streichen können wir uns selbst dann aber doch nicht.

Es gibt Annahmen darüber, dass die Wahrscheinlichkeit, an Endometriose zu erkranken auch mit unserem Lebensstil steht und fällt. Die modernen Probleme wie Stress oder ungesunde und unausgewogene Ernährung tragen signifikant dazu bei, dass unser Körper sich teilweise anders verhält, als er eigentlich sollte. Die Kombination aus ungesunder Ernährung und dauerhaft stressigem Alltag führen laut Untersuchungen zu einer stärkeren Verkrampfung deiner Gebärmutter während der Menstruation. Die Verkrampfungen treten dann unregelmäßig und vergleichsweise heftiger auf, sodass dein Blut inklusive der Gebärmutterschleimhaut nicht nur durch die Scheide ausfließt. Durch die heftigen Verkrampfungen kann das Blut in den Bauchraum oder die Eileiter gelangen und entwickelt so die Endometrioseherde. Dass sich dein Menstruationsblut ab und zu in Gegenden verirrt, die nicht dafür vorgesehen sind, ist sogar ganz normal. Im üblichen Fall kann sich der Körper sehr gut gegen diese kleinen Unfälle schützen. Dieser beinhaltet nämlich die sogenannten Fresszellen, welche sich in diesen Fällen um genau die Zellen kümmern, die in den betroffenen Bereich des Körpers vorgedrungen sind und sich am falschen Ort befinden. Die Endometriose bildet sich erst dann aus, wenn die Masse der ausgeschwemmten Zellen zu hoch ist oder die zuständigen Fresszellen zu träge sind, um ihre Arbeit zu machen. Mal abgesehen von der klassischen, schon erläuterten Schulmedizin gibt es also auch mögliche Schrauben, die im Bereich der Naturheilkunde gedreht werden können. Da viele Betroffene eher zu natürlichen Heilverfahren tendieren, als sich sofort einer starken Hormonbehandlung oder Operation unterziehen zu wollen, ist die Erkenntnis über natürliche Heilverfahren ein Rettungsanker.

Um einen Therapieverlauf im Bereich der Naturheilkunde direkt richtig zu beginnen, ist es empfehlenswert, eine ausführliche Beratung über die Ernährung und das Verhalten im Alltag mit der ganzheitlichen Lebensführung zu machen. Es wird herausgestellt, dass leichter und regelmäßig ausgeführter Sport zum Ausgleich gegen Bewegungsmangel und Stress helfen soll. Normale Spaziergänge oder beispielsweise

Nordic Walking wird nachgesagt, dass dadurch starke Beschwerden bei der Menstruation gelindert werden. Die Wahrscheinlichkeit, dass Endometriosezellen nach der Therapierung der Krankheit verbleiben und wieder neue Endometrioseherde ausbilden, sinkt durch leichten Sport ebenso. Dabei ist zu beachten, dass du mit deinen Vorhaben nicht zu übereifrig sein solltest. Die Betonung liegt hier bewusst auf der leichten sportlichen Betätigung. Zu starke Anstrengung und viel intensiv betriebener Sport versetzen den Körper mitunter in einen Stresszustand. Die starke körperliche Betätigung kann zur Ausschüttung des Stresshormons Cortisol führen und sich dann eher negativ auf den Verlauf deiner Endometriose auswirken.

Da diese Sportarten entspannend auf den Körper wirken sollen, bieten sich ebenso Yoga oder autogenes Training an. Das autogene Training ist ganz auf die Entspannung des Körpers ausgerichtet und basiert darauf, dass man sich selbst gedanklich vorsagt, dass man entspannt ist oder Schwere, Ruhe und Wärme verspürt. Man wird im autogenen Training zu einer bewussten Entspannung der Muskulatur verleitet und beruhigt dabei den Atem sowie den Herzschlag. Durch diese Techniken sprichst du während deines autogenen Trainings das vegetative Nervensystem an. Genau das Nervensystem ist auch für den Wechsel zwischen Anspannung und Entspannung verantwortlich. Essenziell bei der Ausführung des autogenen Trainings ist, eine besonders entspannte Haltung einzunehmen, um sich wirklich fallen lassen zu können. Das Training findet idealerweise im Sitzen oder Liegen statt. Zum Abschluss des Trainings soll man sich ganz bewusst einmal richtig schütteln, sich recken und strecken, damit man aus der tiefen Entspannung wieder in das Hier und Jetzt findet. Das autogene Training ist grundsätzlich in Grundstufe, Mittelstufe und Oberstufe aufgeteilt. Die erste Stufe umfasst die Schwereübungen, die zweite Stufe widmet sich der Wärmeübungen und die dritte Stufe konzentriert sich auf die Herzübungen.

Ein weiterer Aspekt der Entspannung ist die progressive Muskelentspannung. Bei dieser Entspannungsmethode konzentrierst du dich darauf, einzelne Muskelpartien nacheinander bewusst kurz anzuspannen und dann wieder zu entspannen. Dadurch werden seelische Anspannung und Angst vermindert. Ein weiterer Nebeneffekt der progressiven Muskelentspannung ist die Lösung muskulärer Blockaden und Verspannungen. Durch die Fokussierung auf sich selbst wird die Selbstwahrnehmung verbessert und Anzeichen von Nervosität (z. B. Kopfschmerzen) beseitigt.

Für die Erkrankung Endometriose gibt es leider keine einheitlichen Ernährungsweisen, die angewendet werden können, um die Beschwerden gezielt zu lindern. Durch viele Versuche ist aber herausgefunden worden, dass es tatsächlich einen positiven Einfluss auf die Symptome haben soll, wenn man langfristig auf Zucker und Milchprodukte verzichtet.

Ungesättigte, essenzielle Fettsäuren greifen im Gegensatz zu gesättigten Fettsäuren in die Entzündung ein. Dies geschieht in dem Sinne, dass die Fettsäuren den Kreislauf von Schmerz und Entzündung mildernd beeinflussen. Aus diesen Ernährungstipps lässt sich eine allgemeine Tendenz erahnen: Es ist für die Bekämpfung der Symptome von Endometriose förderlicher, eher auf pflanzliche als auf tierische Lebensmittel zu setzen und die Ernährung auf Dauer insgesamt eher ausgewogen und so vollwertig wie möglich zu gestalten. Dazu gehört auch die Nutzung guter pflanzlicher Öle, wie beispielsweise Walnuss- oder Leinöl. Auch ganze Nüsse und der Verzehr von Salzwasserfettfischen (z. B. Lachs) sollte in der Ernährung berücksichtigt werden.

Von der Ernährung und Bewegung abgehend, ist die Homöopathie ein zusätzliches Behandlungsfeld, welches nutzbringend sein kann. Hier verhält es sich ähnlich wie mit der hormonellen Therapie. Wenn du dich für diese Behandlungsunterstützung interessierst, wird dir dein Homöopath einen individuell angefertigten Behandlungsplan an die Hand geben. Der Homöopathie wird nachgesagt, dass diese nicht nur lindernd auf die Symptome der Erkrankung wirkt, sondern auch das tatsächliche Fortschreiten der Krankheit verlangsamen oder ganz stoppen kann. Bei der Homöopathie wird zwischen der symptomatischen und der klassischen Behandlung unterschieden. Die klassische Behandlung versucht, die Betroffene in ihrer Gesamtheit zu behandeln und nicht nur den jeweiligen Symptomen nachzugehen. Dabei wird die komplette Familienanamnese mitbetrachtet und wirkt durch die umfassende homöopathische Einstellung deutlich effektiver als die symptomatische Homöopathie.

Einen genauso umfassenden Charakter verspricht die allseits bekannte Akupunktur. Die Akupunktur stützt sich vor allem auf die Schmerzlinderung und kommt bei der Behandlung von Endometriose fast nur in Kombination mit chinesischen Heilkräutern vor. Es besteht die Option der Neuraltherapie. Für diese Therapiemethode müssen im Voraus ein paar Bedingungen erfüllt sein, damit die Therapie erfolgreich anschlagen kann. Neuraltherapie wird genutzt, wenn die

Betroffene auf Hormone verzichten möchte und die Endometrioseherde bereits operativ entfernt wurden. Neuraltherapie wird nachfolgend eingesetzt, um einen erneuten Ausbruch der Krankheit zu verhindern.

Die Phytotherapie besteht aus einer ganz bestimmten Kombination von Heilpflanzen. Einerseits werden Pflanzen eingesetzt, die sich hormonell regulierend auf den Organismus auswirken. Andere Heilpflanzen sollen schmerzlindernd wirken. Besonders herausstechend ist der Frauenmantel als Heilpflanze. Diese Pflanze wirkt ähnlich wie Gestagene auf den Körper und bietet sich deshalb besonders gut in Form eines Tees oder einer Tinktur an. Die am häufigsten verwendeten Heilpflanzen zur Behandlung von Endometriose sind Schachtelhalm, Schafgarbe, Goldrute, Melisse, Frauenmantel, Gänsefingerkraut und Himbeerblätter. Diverse Sorten von Heiltees können in Form einer Kur, also 2 bis 3 Tassen täglich, eingenommen werden.

Um vorrangig die Symptome zu bekämpfen, eignen sich Schüßler-Salze. Im Rahmen der Schüßler-Salze macht die Nr. 7, das Magnesium, hier am meisten Sinn. Magnesium wirkt sich entspannend auf den gesamten Körper aus. Eine besonders effektive Anwendung ist die „heiße Sieben". Dabei übergießt du 10

Tabletten des Schüßler-Salzes Nr. 7 mit kochendem Wasser. Umrühren solltest du das Wasser nur mit einem metallfreien Löffel, am besten Plastik. Die Mineralien reagieren sonst mit dem Metall und verlieren ihre Wirkung. Das Schüßler-Salz wird über die Schleimhäute aufgenommen und muss so heiß wie möglich getrunken werden, aber natürlich nicht so heiß, dass du dir den Mund verbrennst.

Die Wirkung wird noch verbessert, wenn du immer kleine Schlückchen nimmst und diese eine kurze Zeit im Mund behältst. So haben die Mundschleimhäute genügend Zeit, das entspannende Magnesium aufzunehmen und in die Blutbahn weiterzuleiten. Wenn deine Endometriose großen Einfluss auf den Darm hat, lohnt sich eine zusätzliche Behandlung mit Enzymen. Die Endometriose irritiert dann häufig den Darm. Durch diesen Umstand wird deine natürliche Darmflora gestört und die Enzyme bringen die Flora wieder in ihr ursprüngliches Gleichgewicht.

In der Zukunft wäre es also wünschenswert, die medizinischen/klassischen Therapieansätze mit den komplementären/natürlichen Ansätzen zu vereinen und diese die gegenseitigen Therapiepläne zu integrieren. Die gemeinsame Behandlung deckt dann jede Ebene der betroffenen Frau ab – die körperliche und auch die psychische Verfassung. Hoffentlich hast du in diesem Text gelernt, dass Endometriose eine ernstzunehmende Krankheit ist, der viel mehr Aufmerksamkeit, Arbeit und Forschung gewidmet werden sollte. Dass manche Symptome auf dich zutreffen, heißt nicht automatisch, dass du an einer der Ausprägungen von Endometriose erkrankt bist.

Es heißt aber auch nicht, dass absolut keine Chance besteht, deine wahre Diagnose in diesem Text gefunden zu haben. Endometriose ist eine Krankheit, die aktiv angegangen werden muss und bei der sich der Kampf bis zur richtigen Diagnosestellung vollkommen lohnt. Die klassischen Behandlungsverfahren sind teilweise nicht einfach und greifen stark in die natürlichen Vorgänge des Körpers ein. Andererseits sind sie effektiv und haben hohe Erfolgschancen.

Du hast auch gelernt, dass du nicht gänzlich auf die Willkür und Kompetenz deiner Ärzte angewiesen bist. Mit dem hier erlangten Know-how und tiefgehender Recherche zu den komplementären Behandlungsstrategien, die dich persönlich am meisten interessieren, kannst du viel von dir aus, für dich und deine Gesundheit tun. Manche Methoden mögen wie Zauberei und spiritueller Wahnsinn klingen. Manchmal lohnt es sich aber auch, sich zu überwinden und trotz anfänglicher Skepsis zu testen, ob an diesen Methoden nicht doch etwas dran sein könnte. Endometriose wird auch noch in Zukunft ein sehr aktuelles Thema in der Medizin bleiben und einen hoffentlich positiven Wandel durchleben, sodass allen betroffenen jungen Frauen, die tagtäglich mit der Erkrankung und Problematik leben müssen, geholfen werden kann. Ich wünsche dir in jedem Fall alles Gute und viel Erfolg!

Herstellung und Verlag:
BoD – Books on Demand, Norderstedt
ISBN: 9783754309001

1. Auflage
Kontakt: Psiana eCom UG/ Berumer Str. 44/ 26844 Jemgum
Covergestaltung: Fenna Larsson
Coverfoto: depositphotos.com

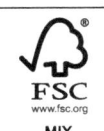